Anna Cattaneo

STORIE

DI STRA-ORDINARIA

LOGOPEDIA

Per tutti quelli che riescono a vedere il

serpente boa che digerisce un elefante e non

solo un semplice cappello.

Presentazione

(che è anche un ringraziamento speciale)

Storie di Stra-ordinaria Logopedia nasce dalle chiacchierate fiume al telefono con una cara amica, Chiara Dolza, mamma, giornalista, divulgatrice, insegnante, traduttrice e Facilitatrice Certificata di Access Consciousness®.

Chiara e io condividiamo lo sguardo curioso sul mondo dei bambini e degli adolescenti. Osserviamo grate la facilità con cui si buttano nell'esplorazione dei mille modi possibili con cui poter fare una cosa in maniera diversa da come è stato detto loro di fare, la disponibilità a giocare con i punti di vista, e il divertimento di cambiare la realtà. Propria e degli altri. Anche in modo scomodo. Anche in modo fastidiosamente tenace.

Condividiamo la scelta di mostrare ai bambini gli strumenti di Access Consciousness®, di usarli insieme a loro, stupendoci ogni volta della magia che si crea.

E così, nelle nostre telefonate spesso racconto a Chiara cosa succede nelle mie sedute di logopedia.

Una logopedia un po' strana, fuori dall'ordinario, perché agli strumenti classici si affiancano gli strumenti di Access Consciousness®.

È il suo entusiasmo ad avermi spinto a raccogliere alcuni racconti in questo spazio.

Che ha una sola pretesa: portarvi nel mio studio e farvi conoscere alcuni dei miei piccoli pazienti che vi mostreranno "cos'altro è possibile".

"E il ringraziamento speciale?"

... A Chiara

Chi sono

Sono Anna Cattaneo, logopedista, mamma, Facilitatrice Bars di Access Consciousness® e Facilitatrice di Classi Intro di Access Consciousness®.

Il mio papà è un medico, la mia mamma è un'insegnante: ho riunito i due mondi scegliendo di diventare logopedista.

Una laurea che fa capo all'Università di Medicina e al contempo un lavoro basato su concetti di apprendimento, promozione di competenze ed educazione.

La passione per il mio lavoro mi porta a formarmi costantemente, aggiungendo conoscenze e tecniche al mio baule, talvolta percorrendo strade talmente nuove da ritrovarmi sola nel viaggio. "Cosa posso aggiungere?" è una delle domande che faccio quando la mia sete di "cos'altro è possibile" aumenta.

Perché quando sei in seduta con il paziente può capitare che aprendo il baule non trovi quello che davvero è richiesto.

E proprio da una domanda ha avuto inizio la mia seconda vita professionale. "Cos'altro è possibile oltre a quello che già conosco?" E ho incontrato Access Consciousness®. Portare questi strumenti all'interno delle sedute di logopedia non è stato così immediato. Inizialmente mi sentivo divisa in due parti, che si strattonavano a vicenda per avere la mia attenzione.

Da una parte la logopedia classica, basata su evidenze, studi, metodi, tecniche, un sapere raggiunto negli anni, con dedizione e continua formazione.

Dall'altra gli strumenti di Access Consciousness® che utilizzavo in prima persona e che riconoscevo funzionare nel potenziarmi e ritrovarmi.

Poi, a un certo punto, qualcosa è cambiato. Le situazioni che si creavano in seduta chiedevano a gran voce un utilizzo integrato di conoscenze e tecniche. E così, nel tempo, è avvenuta la Comunione dove prima tentavo disperatamente di mantenere la Separazione. Ora lo ammetto con più facilità.

Sono una logopedista un po' particolare, appassionata del mio lavoro che chiamo Stra-ordinaria Logopedia. E ora, preparatevi. Vi accompagno all'interno di una seduta di logopedia.

Tempesta

Lui è Tempesta. Ha 5 anni e una diagnosi di autismo grave.

La prima volta che l'ho incontrato ha devastato la stanza, urlato, picchiato. Lui è come una tempesta. Si sente l'aria vibrare, si accumula elettricità, tensione, e poi esplode.

Ho da poco aggiunto al mio baule di strumenti per il trattamento alcune cose bizzarre, fuori dai normali protocolli, che ammiccano alla fisica quantistica e al benessere.

Si chiamano processi sul corpo: Bodywork di Access Consciousness®.

E da poco ho scoperto che quella cosa strana di "sentire" i miei piccoli pazienti durante il trattamento non è poi così strana.

Lo sento arrivare dall'ingresso del centro. E credo lo sentano anche nella collina di Torino, per quanto sta urlando.

Allora lo accolgo: mi espando, come i gas. Le mie molecole raggiungono e occupano tutta la stanza, poi si espandono ancora e occupano tutto l'edificio.

È sufficiente questo spazio per accogliere Tempesta? No. Decisamente no.

Allora espando ancora e ancora e mentre espando tutto quel chiacchiericcio inutile che sento nella testa, nel corpo, cose di vitale importanza tipo "Oh mio Dio, riuscirò a fare la piega ai capelli prima delle 18.00?", improvvisamente cessa.

Non è roba mia...

Quando mai farsi la piega è stato un mio problema? E però succede così. Mi sintonizzo con la realtà degli altri e credo che sia mia. E sento pensieri che non sono miei. E soprattutto sento e penso giudizi che non mi appartengono.

Non si può ricevere Tempesta da un mondo di etichette, definizioni e giudizio.

Allora mi espando ancora di più e sono Universo.

Da qui posso ricevere Tempesta? Oh, caspita, sì. Da qui posso ricevere tutto perché è tutto solo un interessante punto di vista. Niente di solido. Niente di significativo.

E da qui accolgo Tempesta.

"Buongiorno, sono qui per te. Ti sto aspettando. Quali grandiose avventure avremo oggi?"

Le urla in corridoio si placano, le voci concitate di chi cercava di placare Tempesta si zittiscono. Tempesta entra nella stanza, mi guarda con uno splendido sorriso.

"Che stupendo show là fuori, eh Anna?" Non lo dice, lo pensa. Perché Tempesta non parla. Tempesta È. Mi guarda con quello sguardo che ti scruta.

Io ho la fortuna che i suoi occhi aggancino i miei in ogni sguardo. Non tutti hanno questa fortuna. "Assenza di contatto oculare" è quello che si legge in tutta la documentazione di Tempesta.

Un mantra, praticamente.

Ma io ho la fortuna di essere agganciata dal suo sguardo.

Lo accolgo così, i suoi occhi non incontreranno giudizio, definizione, conclusione, aspettativa.

Lui lo sa e allora cerca i miei occhi. E ci divertiamo a comunicare senza parole.

Tempesta mi guarda, si siede sul lettino, toglie le calzine e sdraiandosi mi mostra i piedi.

E sento la sua voce. Tempesta dice "Sì" con voce chiara,

limpida, forte e determinata. Un Sì che risponde alla mia domanda. Una domanda che avevo fatto prima che Tempesta entrasse nell'edificio. Prima che la sveglia suonasse quella mattina.

Una domanda che avevo fatto dopo il corso di tre giorni in cui avevo imparato tutti quei processi sul corpo.

"Potrò usarli come logopedista?" "Sì" risponde Tempesta.

Mi avvicino, metto le mani sui suoi piedi e il processo parte da solo.

"Restaurazione della comunione con la Terra".

Tempesta mi guarda.

Buon inizio di Stra-ordinaria Logopedia, Anna.

Controllo e la magia

Lui è Controllo.

Ha 4 anni e quando l'ho conosciuto non parlava, non giocava, non mangiava. Controllava. Comunicava con i gesti e solo per ottenere ciò di cui necessitava in quel momento.

Giocava svuotando contenitori e rimettendoli a posto, allineando giochi, categorizzando per forma o colore. Mangiava solo "la sua pappa", controllava sapore, consistenza e temperatura del cibo rifiutando categoricamente qualsiasi variazione. Solo con quel piatto, quella forchetta, quel bicchiere, solo quella marca di acqua, solo in quella bottiglia.

Io e Controllo ci siamo divertiti molto a smantellare pezzetto per pezzetto questa sua necessità di controllare tutto. E in poco tempo Controllo è diventato un chiacchierone, gioca con i suoi compagni, inventa giochi e ha molta più facilità con imprevisti e variazioni.

Ma Controllo ha un punto debole, la sua kriptonite si chiama cibo. Tutto ciò che si avvicina alla sua bocca deve essere controllato perché fa incredibilmente paura...

Così paura da interrompere il gioco che stiamo facendo per nascondersi in un angolo, dandomi le spalle.

Nel baule degli strumenti so che c'è il rimedio per la paura.

Una bacchetta magica. La bacchetta magica di Access Consciousness®.

E così dico ad alta voce la frase di pulizia.

Controllo si gira, mi guarda, mi sorride e dice "Ehi, non fare la magia con me".

E così scopro che Controllo usa la paura per non accedere completamente a sé e che non è disposto proprio del tutto a lasciarla andare.

Ma è disposto a giocare con la bacchetta magica per mandar via tutte le altre paure.

E quindi ci divertiamo a usare "Poc Pod", la formula breve della frase di pulizia.

Fino a quando scopriamo il perché della paura... Ma questa è un'altra storia.

Ironman e la scoperta
di cosa è rilevante

"Se tu fossi un supereroe, come ti chiameresti?"

"Ironman"

"Perché Ironman?"

"Perché ha dei guanti da cui esce... Non so cosa esce... Fuoco?"

"Energia?"

"Sì, energia, esce dalle mani."

"E tu dove la senti questa energia?"

E Ironman indica mani, braccia, busto, gambe... Un gesto fluido completo, per dire... Tutto il mio corpo.

Conosco Ironman da quando aveva 5 anni. Curioso, vivace, sensibile e sempre, sempre, sempre in movimento.

Nella sua documentazione si legge ADHD: disturbo da deficit dell'attenzione e iperattività.

Al fondo della diagnosi, i nomi dell'equipe e tra questi il mio.

Ammetto che somministrare test per vedere se i miei

pazienti stanno o meno nella scatola non mi fa divertire molto. Ma so che il modo in cui lo faccio e il modo in cui sono presente con i miei pazienti durante la somministrazione e la lettura dei test li onora.

E so che in questa realtà le diagnosi servono a mettere in moto la burocrazia: sanitaria, scolastica, sociale.

E a mettere quiete in alcuni cuori di mamme e papà.

A me piace accompagnare i miei pazienti e i loro genitori oltre l'etichetta diagnostica. Rimango al fianco dei miei pazienti, copro loro le spalle, mentre mostrano a tutto il mondo chi sono davvero e di cosa sono capaci, oltre l'etichetta diagnostica.

"Vai avanti, non mollare mai, non avere paura. Io sono con te, vedranno quanto è bello il tuo modo di essere e scopriranno cose nuove. Accompagniamoli in questo viaggio insieme".

Ironman ora ha 9 anni. I suoi genitori si sono fatti accompagnare da lui a esplorare modi così diversi di apprendere e osservare il mondo che gli si incrociano gli occhi. Ironman percepisce tutto insieme, ma ora sa come fare per non perdersi in quella moltitudine di informazioni. Il come, lo abbiamo trovato nel mio baule degli strumenti, un pomeriggio d'inverno.

Ironman era entrato in studio correndo. Cappello, sciarpa, guanti, giacca... In una frazione di secondo era tutto sparso per la stanza.

Si muoveva in tutte le direzioni, le mani toccavano ogni oggetto, ogni superficie. E parlava. Tanto.

Era richiesta una grande presenza e così ho fatto una domanda "Cosa sta dicendo la stanza?"

Ironman improvvisamente in silenzio.

Ironman improvvisamente seduto.

Ironman improvvisamente attento.

E così ho aperto il mio baule.

Ironman ha scoperto che poteva mettere ordine in quella moltitudine di informazioni chiedendo "Cosa è rilevante qui, per me, adesso?", e che nessuna delle informazioni ci sarebbe rimasta male se fosse stata momentaneamente accantonata e osservata in seguito. Ironman ha scoperto che mettendosi nella domanda (rilevante per me) può mettere attenzione alle cose che davvero lo interessano senza farsi catturare da distrattori.

Ha scoperto che tutto poteva diventare più facile, anche portare a termine un gioco o preparare la cartella per il giorno dopo.

Ha scoperto che i suoi genitori non hanno idea di cosa significa ricevere informazioni da tutto e tutti e ha scelto di mostrarglielo. Ha scoperto che non tutti gli adulti sono disponibili a fare questo viaggio.

Ma sa che noi saremo con lui.

Luminosa e la super-ricarica

Lei è Luminosa, ha meno di 2 anni ed è una guerriera. È stata un grande contributo nella mia vita. Nella vita di molti, a dirla tutta.

Sto camminando sulla passeggiata. Mi godo la giornata di sole respirando il mare.

Le ragazze sono a scuola, è mattina e non ho ancora lo studio pieno. I primi pazienti arriveranno nel pomeriggio. Squilla il cellulare. Una collega piemontese. LA collega piemontese. Buona parte di ciò che so sulla bocca dei bambini l'ho appreso da lei.

Mi dice che c'è bisogno per una cucciola con una malattia degenerativa.

Ascolto la storia di Luminosa. E mentre ascolto faccio domande.

Se prendo in carico Luminosa come sarà la mia vita fra 5/10/500 anni? E ascolto il mio corpo e il mio universo espandersi... Leggero, quindi sì.

Chiedo tra 500 anni così la mente logica non imbroglia il mio sapere.

Ogni tanto succede: so che una cosa funzionerà ma poi inizio a pensare, a fare ipotesi, relazioni con questa

realtà e cambio idea. E invece di funzionare, tutto si complica. Leggero, quindi prenderò in carico Luminosa.

Sarò un contributo per lei? Leggero. E sono già due... Ma come può essere leggero accompagnare una bimba così piccola su un percorso così spaventoso? La mente dice sarà difficile, sarà doloroso, sarà buio.

Impareremo qualcosa? Leggero... E sono tre. Ok, accetto.

Luminosa è in una stanza profumata con una grande finestra sul mare. È minuscola, seduta sul seggiolone ed è l'ora della pappa. Amorevoli mamma e papà hanno preparato tutto. Luminosa fa tanta fatica a mangiare, si stanca subito e l'apporto calorico potrebbe non essere più sufficiente. Mi avvicino e io e Luminosa ci conosciamo. E scopro che il cammino insieme non sarà buio, perché Luminosa ha un superpotere: entra nel tuo cuore e fa brillare tutto ciò che vedi.

Dopo quel primo incontro ne seguiranno tanti altri. Ma uno in particolare ve lo voglio raccontare, quando nel baule degli strumenti io e Luminosa abbiamo trovato la super-ricarica.

I genitori di Luminosa mi chiamano. Da qualche giorno non va. Luminosa è stanca, fa fatica a deglutire e sta scegliendo di non mangiare. Mentre raggiungo la loro casa, mi domando se posso essere un contributo. Leggero.

Quando arrivo da Luminosa tutto il suo corpo mi chiede un contributo. Allora apro il mio baule, ma non sapendo cosa scegliere faccio una cosa strana, ma leggera. Metto una mano vicino alla testa di Luminosa e chiedo a lei di scegliere tutto quello che può servirle all'interno del mio baule. La mano diventa calda e iniziano a scorrere diversi processi. Luminosa torna a brillare, e a mangiare. Deve aver scovato nel baule una super-ricarica. Mamma e papà sono curiosi, presto diventeranno attori partecipi di Stra-ordinaria Logopedia.

Ora per parlare con Luminosa guardo il cielo.

È la stella più splendente che continua a far brillare il mio cuore.

E quello di chi ha avuto la fortuna di incontrarla.

Controllo e la sua pappa

Controllo ama "la sua pappa". È la stessa da quando ha iniziato a mangiare. Stesso brodo, stesse verdure, stesso sapore, stessa consistenza, stessa temperatura. Ama la sua pappa perché è sicura, perché non riserva sorprese e si fa controllare.

L'universo percettivo di Controllo è amplificato. E sto semplificando, perché amplificato non rende l'idea delle impercettibili sfumature percettive che Controllo è in grado di riconoscere.

In questo ambito la logopedia classica si è data molto da fare. Abbiamo tecniche e metodi che ci permettono di lavorare molto bene su questo tipo di disturbi. Perché un universo percettivo amplificato è un disturbo, per questa realtà.

È un disturbo se non riesci a manipolare e integrare le informazioni percettive.

È un disturbo se rendi le informazioni percettive più grandi di te.

Uno dei grandi traguardi che Controllo ha raggiunto è stato mangiare un biscotto.

Con la bacchetta magica di Access Consciousness® e gli strumenti di logopedia (una Logopedia stra-ordinaria integrata direi) è riuscito ad annusare e toccare il biscotto, poi ad avvicinarlo alle guance e alle labbra. La prima volta che alcune briciole sono rimaste sulle labbra e sono entrate in bocca, Controllo ha iniziato a sputare e gridare "Sono sassi, sono sassi!".

Ecco perché "universo percettivo amplificato" non rende per niente l'idea.

Ma Controllo ha una bacchetta magica e io ho anche tanti strumenti della logopedia classica e ora il biscotto è la sua merenda preferita.

E poi un giorno ho scoperto cosa trasforma il cibo in kriptonite.

Sono consapevole che quello che scriverò ora sarà comprensibile a pochi. Per molti si tratterà di assurdità, alcuni forse si spazientiranno a tal punto da smettere di leggere.

Lo comprendo perché fino a qualche tempo fa anche per me

sarebbe stato assurdo e da integerrima materialista mi sarei indignata. Ma poi ci si è messa la fisica quantistica, le letture sull'energia e tanto altro. E il mio punto di vista è talmente cambiato da ricordare cose che sapevo già da adolescente e che avevo cancellato per non sembrare troppo strana.

Quindi potete chiudere il libro.

Oppure potete abbassare le barriere che vi proteggono da ciò che è fuori la zona di comfort (ma davvero vi proteggono? O forse limitano l'ampiezza del vostro sguardo?), accendere la vostra curiosità e continuare a leggere cosa ho scoperto della kriptonite di Controllo.

Controllo entra nella stanza e sa che è un giorno importante. Nel suo zainetto c'è qualcosa di nuovo oltre all'acqua, al succo di mela (conquista recente) e ai biscotti.

Ci sono tre vasetti colorati: verde, rosa, arancione. Sono formaggini cremosi dolci, alla frutta.

Mela, fragola e pesca. Controllo lo sa e sta cercando in tutti i modi di allontanare il momento in cui io aprirò lo zainetto.

Allora lo incuriosisco attirando la sua attenzione sui colori dei vasetti. E proviamo a indovinare il frutto dal colore. Controllo accetta anche di tenere i vasetti in mano e sceglie di aprire il rosa. Fragola. Annusa. Diverse volte. È combattuto e si vede. Il profumo di fragola è invitante, la consistenza è perfetta, non ci sono pezzetti che potrebbero diventare sassi.

Tiene il vasetto. Io ho il cucchiaio.

Quando lo tuffo nel vasetto Controllo fa un passo indietro. E mi guarda sospettoso.

Qui c'è qualcosa che mi sfugge. E faccio una domanda.

"Quale informazione non sto percependo che se percepissi porterebbe facilità con questo?"

Una domanda strana. Una domanda che non ha bisogno di risposte. Il bello di queste domande è che servono ad aprire, non a chiudere con una risposta.

Fai una domanda e resti in attesa. Qualcosa arriva. E non è mai come te lo aspetti.

E infatti, l'informazione arriva. E assolutamente non è quello che mi aspetto.

Chiedo "Ma hai paura di essere avvelenato?" e Controllo si illumina, allunga il braccio verso di me come a indicare "quello" e dice sì.

Che senso ha questa risposta? Non deve avere necessariamente un senso.

La paura risiede nell'inconscio. C'è e basta. Il perché c'è, potrebbe non essere così rilevante.

Credete che i comportamenti siano determinati dall'educazione ricevuta, dalla società, dalle esperienze? Allora questa paura potrebbe risiedere in qualcosa visto o sentito e che genera timore. Ricordate anche voi una certa zia o nonna o vicina di casa che vi diceva di non prendere le caramelle dagli sconosciuti?

Credete nelle vite passate, nella reincarnazione, nel karma?

Nulla si crea, nulla si distrugge, tutto si trasforma. Le nostre molecole sono qui da sempre... Quante volte siamo stati avvelenati?

Qualsiasi cosa crediate, restate aperti a ricevere l'informazione. Questo è quello che conta. Non l'interpretazione che ne farete.

Quindi, ecco il mistero della kriptonite. E per liberarci di tutto quello che ci fa paura, si possono scegliere tante strade, strumenti, tecniche, a seconda della nostra formazione.

Personalmente, scelgo la via pragmatica: la bacchetta magica di Access Consciousness®.

Le pulizie proseguono e Controllo è sempre più a suo agio con una pappa che ora si trasforma con sapori nuovi e diversi di carne, pesce, verdure.

E la sua merenda ora è un biscotto che usa come cucchiaino per mangiare un formaggino cremoso dolce, alla frutta, da un vasetto ogni giorno di colore diverso.

Musike e le parole cantate

Musike ha 3 anni e una diagnosi di autismo. La sua capacità è visibile a tutti. O meglio, udibile. Musike riempie l'aria di musica. Musike canta tutto il tempo, e se non canta canticchia a bocca chiusa.

Stereotipie vocali. Sono definite così. E nella letteratura scientifica si dice non abbiano valore comunicativo.

Il mondo di Musike è fatto di musica e basta ascoltare per ricevere il messaggio. Perché Musike comunica così. Ogni nota, ogni parola, ogni canzone è un messaggio.

Per chi sceglie di ricevere l'informazione.

Per chi sceglie di guardare oltre la stranezza o il fastidio di questo cantare ininterrotto.

Dal suo mondo di note Musike osserva il nostro mondo e cerca di tradurlo in musica.

Musike entra nella stanza cantando. Osserva la stanza, i giochi e mi controlla con la coda dell'occhio.

È la prima volta che ci incontriamo e il setting è aperto. Ovvero Musike è libero di mostrarmi tutto ciò che sceglie di mostrarmi. Questa è la parte che mi diverte di più, osservo i bambini nei loro giochi, nelle loro scelte e ogni tanto disturbo il sistema e osservo cosa cambia. Faccio una domanda, esprimo un commento o mi metto a giocare.

Adoro giocare con i bambini, per me è puro divertimento. E i bambini lo sanno.

Musike canta e non è molto interessato al fatto che io riceva o non riceva il messaggio. O almeno così sembra. Continua a non guardarmi, a controllare tutto con la coda dell'occhio e a cantare. Prende un gioco di pesca magnetica. Forme in legno, di pesci, con un piccolo magnete, e due canne da pesca. Preparo un telo blu, il mare, e ci metto sopra le forme.

Un pesce rosso, uno squalo, una scarpa, un polpo... E una stella marina. Musike cambia canzone... "Twingle twingle little star..."; "Hai ragione" dico, "Questa è una stella. Vive nel mare e si chiama Stella Marina". Musike mi guarda, mi scruta profondamente. Sta cercando di capire come funziono. Mi sorride e mi dà la seconda canna da pesca.

Giochiamo insieme per tutto il tempo della seduta, trasformando i nostri giochi in canzoni. E poi un giorno abbiamo aperto il mio baule e qualcosa è cambiato.

Musike e il silenzio

Musike entra nella stanza canticchiando "Twingle twingle little star..."

Mi sta chiedendo di giocare con la pesca magnetica, uno dei nostri giochi preferiti. Ormai h a capito che conosco i l codice e la comunicazione è piuttosto fluida.

Musike è sempre più presente nella stanza e sempre più interessato alla relazione con me. Guarda e condivide i giochi che propongo, e mi osserva.

Sempre cantando.

E le sue note molto spesso prendono il sopravvento, riempiono e coprono tutto, e la mia voce da quel mondo sonoro deve arrivare davvero ovattata.

È il momento di creare una strada sgombra di note che mi permetta di arrivare da lui. Ho bisogno di un ponte verso il mondo di Musike. Ho bisogno di far sentire il silenzio.

E così apro il baule degli strumenti di Stra-ordinaria Logopedia.

Mi espando e incomincio a risuonare della melodia di

Musike. Metto le sue manine sul mio collo, sul mio viso, e continuo a risuonare.

Il mio corpo diventa cassa di risonanza, lo so che per natura lo è già.

L'anatomia e la fisiologia lo insegnano.

Quello che è richiesto ora non è tanto sapere, quanto essere.

Il mio corpo è musica ed è connesso al corpo di Musike. I nostri corpi parlano.

Anche questo lo sapevo già, prima ancora di arricchire il mio baule con strumenti un po' diversi da quelli di logopedia classica. I corpi parlano attraverso il movimento, attraverso le relazioni che assumono con lo spazio, attraverso tutto ciò che può essere definita comunicazione non verbale.

E poi parlano anche energeticamente. Semplicemente perché i corpi sono costituiti da molecole.

Ho scoperto cosa significa ascoltare il sussurro dei corpi in una classe di tre giorni in cui ho imparato i Bodywork di Access Consciousness®. Ma soprattutto ho imparato che davvero i corpi parlano e si possono ascoltare.

Il mio corpo diventa musica e Musike mi guarda e inizia a

risuonare della stessa melodia.

"Ora ascolta" dico. E Musike ascolta. Non canta, non canticchia, ascolta. In silenzio.

"Ora fai tu" penso. E Musike riprende a cantare.

"Ora ascolta" penso. E Musike di nuovo ascolta in silenzio.

Smetto di risuonare. Resta il silenzio.

La mia mano sul suo petto, le sue mani sul mio viso. Restiamo in silenzio ad ascoltarlo.

E da questo nuovo spazio di silenzio, Musike ascolta la musica di nuove parole.

E inizia a imparare una nuova lingua.

M. e i Bars

Nel mio baule di strumenti di logopedia si trova davvero di tutto: tavole comunicative affiancano tecniche che facilitano l'articolazione verbale, attività che potenziano l'attenzione esecutiva sostengono metodi, tecniche e attività che promuovono gli apprendimenti, poco più in là ecco metodi e tecniche che promuovono la buccalità e le funzioni orali e lì vicino ci sono metodologie e tecniche cognitivo-comportamentali: sparsi per tutto il baule si trovano Processi Verbali e Processi sul Corpo di Access Consciousness® che potenziano tutto il sapere contenuto.

Per ogni paziente, dal baule esce ciò che è utile per raggiungere l'obiettivo del trattamento.

E per manifestarlo non serve una parola magica ma semplicemente una domanda.

"Cosa è richiesto qui?" Ed ecco che dal baule escono inaspettatamente i Bars di Access Consciousness®.

M. è un ragazzino di 14 anni. Ha una disfluenza che da problema irrilevante si è trasformata in vero problema. A casa si chiude in camera e non vuole uscire con gli amici, ha da poco iniziato il primo anno di scuola superiore ed è preoccupato. È sempre molto preoccupato. I genitori sono in difficoltà e cercano una soluzione, qualcuno dà loro il mio numero e così conosco M.

Dalla nostra chiacchierata mi è subito chiara una cosa: la percezione che M. ha della sua disfluenza è distorta. Il suo percepito è quello di un'importante e invalidante disfluenza. Nella realtà non è così. È presente sì una disfluenza ma la comunicazione resta fluida e comprensibile, senza tensione. È richiesto quindi che M. veda la sua disfluenza per quello che realmente è. Dal baule escono tutte le tecniche di logopedia classica che mi permettono di descrivere quantitativamente la disfluenza di M. e che mi permettono di definirla di grado lieve. Ben lontano quindi dal percepito di M. Che ora, di fronte ai numeri, incomincia a fare domande. Ma sto correndo troppo. Prima ancora che M. iniziasse a fare delle domande, dal baule sono usciti i Bars di Access Consciousness®.

M. arriva come sempre teso, preoccupato e cupo. È la nostra

terza seduta e dobbiamo guardare insieme i dati della sua valutazione. Non so bene poi in che direzione andrà la seduta. Come sempre è il paziente, con le sue domande e il suo corpo, a darmi indicazioni su dove davvero vuole andare quel giorno. Io ho sempre ben chiari gli obiettivi da raggiungere: la disponibilità del paziente a raggiungerli modifica tempi, modi e tragitto.

Guardiamo insieme i dati e percepisco che il corpo di M. si rilassa. Ma la sua testa no. È sempre preoccupato e cupo.

Se osservo la sua mente mi sembra di intravedere un continuo e incessante lavorio di confronto e giudizio. Un criceto permaloso che continua a girare la ruota del giudizio costante di sé.

E M. pensa, ripensa, e si giudica perfettamente sbagliato.

Quale strumento ho nel baule per fermare la ruota e liberare il criceto? Cosa è richiesto qui?

E dal baule escono i Bars.

Il primo processo sul corpo di Access Consciousness®. Usato in tutto il mondo come tecnica distensiva, rilassante e facilitante. Studiato ancora oggi da neuro-scienziati, in quanto le neuro immagini hanno mostrato che il cervello che ha fatto scorrere i Bars è uguale a un cervello in meditazione.

E così faccio sdraiare M. sul lettino.

Quando incontro i miei pazienti la prima volta anticipo che la mia logopedia comprende anche tecniche sul corpo e che verranno utilizzate se richieste. E spiego in anticipo di cosa si tratta.

M. si sdraia sul lettino e faccio scorrere i Bars per il resto della seduta.

Ci salutiamo, M. è un po' intontito ma il suo corpo è finalmente rilassato.

"Ho la testa vuota" dice, e ci salutiamo.

Verso le otto di sera ricevo un messaggio dalla mamma di M.

"Dottoressa, non so cosa sia successo! M. continua a ridere, è felice e spensierato. Dice di sentirsi leggero. È normale?"

Sorrido.

No, per questa realtà non è normale.

Essere felici e divertirsi e ridere non fa parte di questa

realtà.

Bene.

La ruota si è fermata e il criceto è libero. Ora resta da smantellare il giudizio.

Lexy e le parole impronunciabili

Lexy ha 9 anni e ha un rapporto interessante con le parole.

Le parole colorano la sua giornata, alcune la fanno risplendere, altre la rendono buia e tempestosa.

Lexy riconosce l'energia delle parole: Avrah KaDabra, la parola crea.

La percepisce chiaramente e la comprende prima ancora del significato. E alcune parole proprio non le vuole sentire.

Hanno la rabbia attaccata, Lexy la percepisce, ne viene invaso e non sempre riesce a controllarla. Quando ci riesce suggerisce un'alternativa. Un attimo diventa un minuto, attenzione diventa concentrazione, giusto diventa corretto e così via per un numero di parole in costante crescita.

Gli adulti intorno a Lexy cercano di evitare le parole impronunciabili e Lexy fa del suo meglio per fornire valide alternative.

Ma per fortuna io ho un baule un po' speciale. E scelgo di aprirlo insieme a Lexy.

Siamo seduti alla scrivania, il computer è acceso di fronte a noi con il cursore che lampeggia in attesa che Lexy scriva.

Il programma che sto usando traduce lo scritto in pittogramma. Lo uso molto spesso, ai miei pazienti piace vedere come le parole si trasformano in immagini. Anche Lexy ama questo programma, lo abbiamo usato per scrivere delle storie e diventare abili narratori.

"Lexy, le parole che fanno venire la rabbia sono proprio tante ora. Possiamo fare qualcosa per questo?" Lexy mi guarda, non risponde ma non mi ferma.

"Sai, io ho una gomma speciale, un po' magica. Toglie la rabbia dalle parole, vuoi provare?" e do la gomma a Lexy. Che la tiene e non mi ferma.

"Per prima cosa scriviamo le parole che ti fanno arrabbiare e vediamo che forma hanno".

Detto le parole impronunciabili, Lexy scrive e per ciascuna vediamo che tipo di immagine ci propone il programma.

"Ora, ovunque hai attaccato a queste parole fastidio e rabbia, con questa gomma cancelliamo tutto e diciamo anche una parola magica: POC POD"; Lexy passa la gomma sulle parole dello schermo con il gesto del cancellare e insieme diciamo la forma abbreviata della frase di pulizia di Access Consciousness®.

"Sai Lexy, ogni tanto può capitare che le persone usino le parole quando sono infastidite o arrabbiate e che la rabbia e il fastidio restino appiccicate. Altre volte può capitare che una situazione sia per te fastidiosa e che ti faccia arrabbiare e che le parole usate diventino fastidio e rabbia. Ora cancelliamo ovunque hai concluso che queste parole sono fastidio e rabbia" e Lexy cancella con la gomma.

E mentre lo fa, diciamo ad alta voce POC POD... La bacchetta magica che spazza via tutto ciò che scegliamo di lasciar andare. Ad esempio, che alcune parole ci possano controllare. "Ora, ripetiamo le parole a una a una e cancelliamo usando questo tasto e dicendo POC POD".

Le parole scompaiono dallo schermo insieme a rabbia e fastidio.

Lexy ora ha uno strumento nuovo che gli permette di creare con le parole invece di farsi controllare.

Abbassare il volume

Lexy non ha facilità con il mangiare. Sappiamo che le alterazioni percettive impattano anche sull'alimentazione. E generalmente si fa riferimento alle informazioni percettive proprie delle preparazioni culinarie, non solo del singolo alimento. Ad esempio, una mela può non essere gradita intera ma accettata frullata, oppure la zucchina cotta può essere accettata nella minestra ma non da sola come contorno. Sono stati pubblicati molti libri su questi aspetti e metterò nelle note alcuni suggerimenti per chi volesse approfondire l'argomento.

Il mio amico Lexy però, andava ben oltre questo.

Per spiegare quello che succede nel mondo di Lexy non userò paroloni specifici, non me ne vogliano i colleghi. Ho necessità che chiunque legga quanto segue possa accedere con facilità agli ostacoli che io e il mio amico abbiamo dovuto, e in parte dobbiamo ancora, superare.

Lexy ha una ipersensibilità agli odori, tale per cui quando era più piccolo non poteva pranzare in mensa perché l'odore del cibo che veniva preparato in cucina lo faceva vomitare; anche a casa, la preparazione di pranzo e cena non avveniva mai in sua presenza; ha anche una ipersensibilità ai gusti, che se non erano neutri determinavano vomito; aveva anche una reattività alterata alle stimolazioni tattili interne alla bocca: se il cucchiaino toccava la lingua, o la parte interna delle guance, partiva il riflesso del vomito; e aveva una ipereattività alla vista: se vedeva del cibo, si attivava il riflesso del vomito. Anche se vedeva qualcuno mangiare. Anche se vedeva la foto di qualcuno che mangiava.

La logopedia classica ha moltissimi strumenti, tecniche, approcci che ci permettono di raggiungere buoni risultati in questo ambito. A questi, ho aggiunto un pizzico di Stra-ordinaria Logopedia per uno scalino che io e Lexy non riuscivamo in alcun modo a superare.

Lexy e il suo papà entrano in stanza e come sempre hanno portato il cestino da picnic.

Il mio amico ora accetta alcuni cibi, non vomita più quando vede qualcuno mangiare, ha più facilità a sentire stimolazioni nella bocca e ha sempre forte disagio con gli odori.

Dentro al cestino ci sono acqua, grissini, brioche e una novità.

In un vasetto, una crema dolce.

Appena socchiudo il vasetto, Lexy incomincia ad agitarsi, portarsi la mano al naso e urlare "Metti via". Esco con il vasetto in mano e lo porto alla fine del lungo corridoio che dalla mia stanza porta alla zona coffee-break dello studio.

Lo chiudo, lo appoggio sul bancone e torno in stanza. Lexy è tornato calmo, lo prendo in braccio e apro il mio baule.

"Lexy, ho visto che ti ha dato molto fastidio l'odore della crema. Era molto forte?"

"Sì".

"Ok, in giro ci sono molti odori forti e non tutti potremo controllarli. Vuoi provare un trucchetto per sentirli di meno?"

"Sì".

"Bene. Ti ricordi quando ascoltiamo le tue canzoni con il lettore CD? Certe volte, tu metti il volume molto alto e a me dà fastidio. E cosa facciamo allora per avere meno fastidio?"

"Abbassiamo il volume".

"Esatto. Allora proviamo a fare la stessa cosa. Quando senti un odore per te molto forte che non puoi gestire, o un sapore molto forte che non puoi gestire, diciamo 'abbasso il volume-POC POD'.

Lexy ripete qualche volta.

Poi io torno in corridoio, prendo il contenitore e alzo il coperchio.

Nella stanza, Lexy si agita e urla "Metti via".

Gli ricordo lo strumento. Lexy inizia a ripetere "Abbassa il volume-POC POD" e io inizio a percorrere pian piano il corridoio.

Sono alla porta della mia stanza, Lexy vede me e il barattolo.

Lo invito a usare lo strumento.

Ora posso entrare. E riesco ad avvicinarmi a lui.

Da quel giorno, questo strumento è stato utilizzato con successo in molte occasioni.

E Lexy non solo mangia la crema dolce durante la nostra seduta, ma anche a casa.

E anche queste, sono altre storie.

Una ha a che fare con una interruzione algoritmica. L'altra, con il più grande pericolo in cui ci si può imbattere nella mia professione.

Hulk e la gestione della rabbia

La gestione delle emozioni sovente bussa alla porta del mio studio durante le sedute, perché le emozioni arrivano impetuose, non chiedono il permesso e quasi mai vengono gestite dai miei pazienti. La storia che vi voglio raccontare è quella di Hulk e di quando ha scoperto cosa farsene, della rabbia.

Hulk è un ragazzino con autismo ad alto funzionamento. Molto alto... il suo quoziente intellettivo è molto superiore alla norma. È divertente, geniale nel creare qualsiasi cosa, altrettanto in difficoltà nel contesto scolastico e familiare di cui non capisce regole, modalità e struttura.
Non è che non le capisce... semplicemente non se ne capacita.
Osserva il mondo con i suoi grandi occhi azzurri, osserva le persone, le loro azioni, i loro comportamenti, ascolta i loro discorsi, e nel suo sguardo leggi "Ma davvero? Davvero perdete tempo con queste cose? Ma perché?". Hulk vede il

mondo popolato da bradipi umani che si comportano in modo davvero strano, non li capisce, non sopporta la loro lentezza. E questo fastidio aumenta a tal punto da non poter essere più controllato.

Hulk irrompe nella stanza: non è una mattina serena, lo si intuisce dai movimenti rabbiosi del suo corpo e la serie di imprecazioni che escono dalla sua bocca lo confermano. Si siede di fronte a me e inizia un'arringa al fine di mostrarmi quanto lui abbia ragione e la sua famiglia torto in merito a una non comprensibile vicenda.

Sorrido.

Hulk sta iniziando la trasformazione e tra poco ci sarà l'esplosione. Lo so. E sorrido. Perché nel baule degli strumenti ho quello che serve.

Lo avevo già deciso tempo fa: quando avremo l'occasione di gestire la rabbia, aprirò il baule e useremo questo, questo e questo....

Sentite anche voi quel pizzico di conclusione e controllo? E infatti era una decisione.

Quando lavoro da questo spazio di conclusione, aspettativa, giudizio, e decido delle cose, non funziona mai. E non ha funzionato nemmeno questa volta.

Hulk ora sbatte le mani violentemente sul tavolo e tra le imprecazioni urlate capisco "mamma" e "sempre nervosa"...tutto ciò che avevo concluso e deciso rispetto a dove sarebbe andata la mia seduta viene cancellato come il gesso sulla lavagna.

Apro il mio baule e trovo... spazio.

Invito Hulk a percepire il suo corpo e descrivere cosa sta succedendo.

Un qualcosa, che lui chiama Rabbia, è nel petto e diventa sempre più grande.

Gli chiedo allora di prendere quella cosa tra le mani e di portarla davanti a sé, così da poterla vedere.

Hulk mi guarda un po', ormai è abituato alle mie stranezze, sa che funzionano e sa anche che quando non controlla più la rabbia rischia di farsi male (o di far male a qualcuno).

Sceglie di seguirmi anche questa volta e con le mani, tenendola come una sfera, prende la rabbia e la porta di fronte a sé.

Allora chiedo a Hulk di iniziare a rendere la sfera ancora più grande, come soffiare in una bolla di sapone per farla diventare gigante, fino a occupare la stanza. E poi ancora più grande, fino al cielo, al mare di fronte a noi e alla montagna alle nostre spalle. E ancora più grande fino allo spazio.

E mentre fa questo, il corpo si rilassa e Hulk torna a sorridere.

"Espandere la rabbia" è lo strumento che quel giorno Hulk ha annotato sul suo quaderno delle strategie.

Lì annotiamo tutte le stranezze che troviamo nel baule e che permettono a Hulk di avere più facilità con il mondo di bradipi umani che lo circondano.

C'era ancora qualcosa che chiedeva di essere osservato.

Qualcosa che aveva a che fare con le parole captate nel suo urlare rabbioso.

Ma questa è un'altra storia.

Hulk e la scoperta
di "A chi appartiene?"

Hulk ha scoperto che riesce a sentire le persone. Sa quando qualcuno è arrabbiato, triste, euforico, preoccupato e lo sa con ogni molecola del suo corpo.

Lo sa così bene, che finisce per credere che quello che sente, che percepisce, è tutta roba sua.

Lo porta nel suo corpo, per sentirlo vero. Attraverso il corpo, rende concreto, tangibile, reale un qualcosa che sarebbe percepibile anche solo come energia. E che in realtà non lo riguarderebbe neppure.

Il giorno in cui ha espanso la rabbia, così tanto da renderla infinita e quindi irrilevante, ha scoperto anche un altro strumento, potentissimo.

Quindi torniamo là, nel mio studio.

Hulk ora ha il corpo rilassato e uno strumento in più nel suo quaderno delle strategie.

Tuttavia, di fondo è possibile ancora percepire malumore,

fastidio e nervoso.

Un indizio lo aveva urlato nella fase rabbiosa della trasformazione. Due parole in un mare di urla e imprecazioni: "mamma" e "sempre nervosa".

Chiedo a Hulk di ascoltare il suo corpo e dirmi come si sente. Conferma il senso di rilassatezza, quella rabbia nel petto che sentiva crescere sempre più è scomparsa.

E conferma che rimane un fastidio, che non ha un luogo preciso nel suo corpo, ma che è lì, che galleggia. Apro ancora una volta il mio baule e faccio una domanda. "È tuo questo fastidio?"

Hulk mi guarda stupito. Certo che è suo. Lo sente proprio il fastidio.

E poi cosa significa questa domanda? Di chi dovrebbe essere il fastidio?

Eppure qualcosa è cambiato. Il fastidio sta quasi passando.

Ancora una domanda. "A chi appartiene?" Hulk mi guarda sempre più stupito.

Certo che di stranezze ne aveva ascoltate durante le mie sedute, ma questa è davvero bizzarra. Eppure, il fastidio è sempre più piccolo.

Ancora una domanda. "Sei disposto a restituire al mittente, con consapevolezza attaccata?"

Ora Hulk ride. Fastidio passato. Bentornata leggerezza.

E un nuovo strumento nel suo quaderno. "A chi appartiene?"

La risata è liberatoria, è leggera, è il tuo corpo che urla "sì, questo è vero per me!"

Quante volte in maniera non consapevole prendiamo su di noi pensieri, emozioni, sentimenti degli altri, togliendo un peso alla persona? Non c'è nulla di cognitivo. Semplicemente lo facciamo.

E non funziona. Nel senso che noi ci carichiamo di un peso e l'altra persona creerà comunque quello che sta scegliendo.

È il suo percorso, la sua vita, la sua scelta. E non abbiamo nessun diritto di portarglielo via.

"Sì, va bene... però se quella persona sta facendo delle scelte sbagliate?"

Sbagliate? Davvero? E chi stabilisce cosa è giusto e cosa sbagliato per la vita degli altri?

Per me è già complicato gestire le mie, di scelte. Figuriamoci quelle degli altri.

"Ma quindi restituisci al mittente perché così te ne liberi. È come dire che non è un problema tuo. È da egoisti": un sunto di quello che viene detto la prima volta che si sente parlare di questo strumento. E che anche io ho pensato.

Ora però osserva la cosa da questo punto di vista. Quanto giudizio occorre per pensare di poter gestire qualcosa al posto dell'altra persona?

Giudizio dell'altro come non in grado di farcela da solo, giudizio che sta sbagliando, giudizio di essere superiore all'altro.

Come sarebbe, invece di giudicare, riconoscere che anche l'altra persona ha scelta?

E la gentilezza sta proprio nel restituire al mittente, con consapevolezza attaccata. Affinché la persona abbia qualche informazione in più, che magari la porterà a scegliere qualcosa di diverso.

"Wow, bello eh! Ma tu ai tuoi pazienti fai tutto 'sto spiegone?"

No, perché i miei pazienti sono bambini.

Loro non hanno bisogno di spiegazioni. Loro sanno.

E prendono gli strumenti e ci giocano, cambiando la loro

realtà e quella di chi sta loro vicino, con facilità.

Come sarebbe riaccedere al bambino che sei e guardare il

mondo con lo stesso gioioso stupore?

Non sei sbagliato

Ieri ho incontrato uno dei bimbi più tristi finora incontrati.

"Finora".... In realtà, mi piacerebbe fosse anche l'unico che incontrerò così triste.

E perché questo accada, abbiamo bisogno di un cambio di direzione, un cambiamento che interessa noi adulti. Ma come al solito, sto correndo. Sono già al nocciolo della questione e a voi mancano un po' di informazioni. Questa storia ha a che fare con la scuola, con il sentirsi sbagliato e con la disortografia

Una difficoltà legata alla veste ortografica della scrittura, una difficoltà certa, riconosciuta, che non ha nulla a che fare con l'impegno e con il riscrivere 1000 volte la parola sbagliata nell'illusione che così poi verrà riscritta corretta... non so a voi, ma questo mi ricorda Harry Potter, la Umbridge, la sua penna stregata e le cicatrici lasciate sulla pelle.

Ecco. Il bimbo che ho incontrato ieri, quelle cicatrici le aveva nell'animo.

Entra nella mia stanza con lo sguardo basso, ha 10 anni e la tristezza di una vita di un adulto.

È la prima volta che lo incontro. Dobbiamo certificare le sue difficoltà di apprendimento.

Resterà con me 90 minuti, nei quali dovrò somministrare test che determineranno quanto lui si discosta dalla media.

90 minuti. Una partita di calcio.

Io però da tempo ho scelto che questa partita si giochi in maniera diversa. In quei 90 minuti somministrerò dei test.

E mostrerò a lui che è stupendamente perfetto così com'è.

Che non è lui sbagliato, che non c'è niente di sbagliato.

Che si parla di prestazioni, cioè come fai a fare una cosa. Non di capacità.

Che una cosa si può fare in tanti modi diversi, e che magari questo ti porta a farlo in modo tutto tuo. Fuori dalla media, per intenderci.

Alla fine di quei 90 minuti, avrò i numeri che mi servono perché le istituzioni riconoscano questo diverso modo di fare le cose, e nel contempo avrò mostrato a lui che è possibile portare facilità nelle cose che vengono difficili.

Ed è così che inizia la seduta. Con la definizione di

logopedista che uso per i bambini.

"Ciao, mi chiamo Anna e sono una logopedista. Sai cosa fa una logopedista?"... Sguardo basso, spalle curve, fa di no con la testa...

"Insegna dei trucchetti per rendere facile ciò che adesso è difficile. In tutte le aree della vita. Parlare, mangiare, fare amicizia, rimanere concentrato su un compito, organizzare la valigia per le vacanze, studiare. Mamma e papà ti hanno portato da me perché vedono che con la scuola non è sempre tutto facile e vorrebbero cambiare questo. Tu sei d'accordo?"

... Sguardo basso, spalle curve, fa di sì con la testa. Il papà è seduto al suo fianco. È in silenzio ma ogni molecola del suo corpo sta urlando. "Non ho fatto abbastanza. Non mi sono mosso per tempo. Non ho visto le difficoltà. Non ho prestato sufficiente attenzione". Quel dolore si unisce alla tristezza del bimbo ed è tutto molto, molto denso. Eccolo, il peso del giudizio e dell'autogiudizio.

Immobilizza il fluire in un blocco di cemento.

Ma nel mio baule ci sono strumenti che permettono di

andare a sciogliere anche il cemento. Aprendo spazi di consapevolezza, riconoscendo cosa è vero per te.

Chiedo al bambino di raccontarmi cosa è facile nella scuola. E cosa invece è difficile.

Lui inizia a raccontare e quando arriva alla scrittura si accartoccia ancora di più. Quando mi parla dei suoi

errori di ortografia sento tutto il peso della tristezza, della sbagliatezza, del giudizio pressare ancora di più. "Scrivi le parole in modo sbagliato e quindi hai concluso che anche tu sei sbagliato?" chiedo.

Lui mi guarda, finalmente, e con un filo di voce dice sì. Prendo un foglio e tiro una riga al centro.

Da un parte scrivo il suo nome.

Dall'altra tutte le prestazioni, cioè le cose che si fanno.

"Questo sei tu, questo quello che fai. C'è una netta differenza tra chi sei tu e le parole sbagliate. Ora ti do una gomma, e se vuoi puoi cancellare quel momento in cui hai iniziato a pensare che sei sbagliato come le parole che scrivi".

Sorride, prende la gomma e cancella.

E mentre lo fa, io penso alla frase di pulizia di Access. Lui sorride, il papà si rilassa.

Ora so che alla fine di quei 90 minuti sarà tutto più leggero.

E potremo iniziare a parlare di come fare le cose con più facilità.

Crisi

Una crisi in sala d'attesa... lo riconosco dalla voce, o meglio... dalle grida.

Quando ha una crisi la sua voce scende di frequenza e aumenta di intensità, diventa cavernosa, animalesca. Piedi che sbattono sedie, pugni che battono mobili.

A quest'ora la sala di attesa è praticamente vuota, per fortuna.

Esco dalla mia stanza ed è per terra, sbatte i piedi, si divincola (da cosa? Nessuno lo sta tenendo).

Lo chiamo e lui non si gira. Non mi sente.

Allora inizio a usare il linguaggio più facile che c'è, più immediato: quello energetico.

Abbasso le barriere, e inizio a cercare una connessione con lui.

Nel mio baule di Stra-Ordinaria Logopedia ci sono i Flussi di Energia, uno strumento di Access Consciousness® per creare facilità con la comunicazione (e non solo).

Inizia a calmarsi e posso avvicinarmi. Tocco la sua schiena e chiedo al suo corpo cosa richiede. Processi sul Corpo.

Iniziano a scorrere, si rilassa, mi viene in braccio,

restiamo così, seduti in sala d'attesa. In silenzio, che non è

silenzio.

Sotto gli occhi di mamma, che ormai è abituata a vedere

Stra-Ordinaria Logopedia.

Quindi per tutti i bambini autistici bisogna usare i Processi sul

Corpo? Quindi solo questi strumenti funzionano?

Non c'è nulla che si deve fare. E funziona ciò che per te è

facile e crea di più.

Chiedere "cosa è richiesto" permette di avere facilità con

tutto.

Anche con una crisi.

Apprendimento ed Emozioni

Una matrice 4 per 4.

È uno degli strumenti che utilizzo per potenziare il riaggiornamento in memoria di lavoro. Cioè la capacità di memorizzare informazioni per poi elaborarle e produrre un'uscita (verbale orale, scritta, motoria, ecc).

È un'abilità che utilizziamo spesso, nella vita di tutti giorni. E che a scuola è sempre richiesta, soprattutto nello studio, nella comprensione di un testo e nella risoluzione di problemi.

Oggi il mio amico L. deve cimentarsi con una 4x4.

È da poco che viene da me. Abbiamo fatto insieme il percorso della diagnosi che ha confermato un disturbo di attenzione e iperattività.

Studia la matrice, la memorizza riga per riga, e io prendo il tempo.

Poi la copre e... Niente. Tabula rasa.

L. inizia ad agitarsi. È infastidito, l'espressione incredula, ripete "Ma la sapevo" e intanto il cronometro scorre. Sì, perché quando si studia e si ripete la matrice, si registrano il tempo e il numero errori.

E aumenta l'ansia.

Tutti noi conosciamo questa sensazione di vuoto in

testa e ci rivediamo alla lavagna alla ricerca di quello che

avevamo studiato e inspiegabilmente non c'è più. Allora

prendo un foglio, e spiego a L. che l'apprendimento di

qualunque cosa è condizionato dalle emozioni, perché le

emozioni e l'attenzione possono non andare d'accordo. Spiego

con parole semplici il circuito del cortisolo, insomma.

E poi apro il mio baule.

Perché sì, le emozioni in alcuni casi possono ostacolare

l'apprendimento, ma ci sono strumenti che ci permettono

di andare oltre questo limite. Su un foglietto scrivo tre

domande e do la gomma a L. Con quella può cancellare tutto

il potere che ha dato alla paura di sbagliare. Ride.

Ho osservato che quando faccio cancellare con la gomma

pensieri, giudizi, limitazioni, e tutto ciò che una domanda fa

emergere, i bambini ridono nella leggerezza.

E L. ride e cancella.

Poi altre due domande, che invitano la facilità e il riconoscere che già sa. La matrice lui l'ha memorizzata, l'informazione c'è già, è la paura che lo tiene lontano dall'informazione.

La paura lo tiene lontano da cosa sa già. Sorride.

Ripartiamo. E ripete tutta la matrice... Righe, colonne, diagonali.

Con facilità e divertimento.

È uscito dalla stanza con il foglietto stretto tra le mani.

Sorridendo.

Ah... Ed era entrato dicendo "Non ho perso il pulmino!"...

Ma questa è un'altra storia.

Tempo

"Santo cielo! Santo cielo! Arriverò in ritardo"... Il Coniglio tirò fuori un orologio dal taschino del panciotto, lo guardò, e poi riprese a correre...

(Alice nel Paese delle meraviglie, Lewis Carroll).

Per il mio amico L. questa è la realtà che lo circonda. Con una piccola variazione... "ArriverAI in ritardo" o ancora meglio "Sei SEMPRE in ritardo"... Ve lo immaginate un mondo di Bianconigli con in mano un orologio da taschino che corrono urlando "Sei in ritardo"? E che ti fanno sentire costantemente sbagliato?

Ecco. L. ogni mattina si sveglia così, regolarmente perde il pulmino, regolarmente non cambia i libri sul banco al cambio di lezione, regolarmente è l'ultimo a preparare la cartella per uscire, l'ultimo della fila, l'ultimo ad arrivare all'allenamento di calcio, l'ultimo ad arrivare a cena... Regolarmente ultimo. Regolarmente in ritardo.

Entra nella stanza e si accascia sulla sedia. Sconfitto. Deve esserci stata una discussione con la mamma prima. Molto probabilmente L. si era perso in qualche preparativo e la mamma lo ha incalzato sul tempo. "Tempo"... davanti agli occhi mi appare un pop-up... ecco la direzione della seduta di oggi.

Chiedo a L. di spiegarmi cosa si crea quando lui ha a che fare con il Tempo. Visto da fuori, quello che descrive non ha l'aspetto di una battaglia né di una corsa.

Semplicemente, è talmente inconsistente questo Tempo che L. se lo dimentica.

Prendo un foglio e disegno tre linee di lunghezza diversa. E chiedo a L. di indicare quale rappresenta il tempo per lavarsi i denti, quello in cui è a scuola e quello di una partita di calcio. "Bene, e se lo possiamo disegnare, allora occupa uno spazio sul foglio. E come sarebbe se il Tempo occupasse spazio? Riesci a vederlo ora?"

L. si illumina (adoro quando lo fanno, ve l'ho già detto?).

Prendo un contenitore morbido, come quelli che ci sono negli armadi per tenere in ordine la biancheria. E incominciamo a inserire dei sacchetti negli scomparti. "Immagina che ogni sacchetto sia una attività, che deve occupare spazio. Alcuni, i sacchetti più grossi, occuperanno più spazio". L. procede nel riempire.

A un certo punto chiedo, indicando uno scomparto quasi pieno "Guarda qui. Cosa posso fare se volessi aggiungere qualcosa?"

L. pensa... "Facile. Faccio spazio". Sorrido.

Creare più spazio, espandere, è l'esercizio che faremo. Ora, però, cerco nel baule gli strumenti di logopedia classica che permetteranno di fare con L. un'analisi delle situazioni (le azioni da fare, i luoghi in cui avvengono, i materiali necessari e gli spostamenti) e trovare gli strumenti utili per gestire il tempo.

Facendo più spazio.

Lo strumento scelto sono le sveglie.

E il risultato, lo avete già letto nella storia precedente....

PS/NB

In molte interpretazioni di Alice nel Paese delle Meraviglie il

Bianconiglio viene considerato l'attivatore del cambiamento... sembrerà forse un po' sognante come visione, ma anche grazie alle loro difficoltà i miei pazienti riescono a scoprire le loro grandiose capacità.

Ed entrare nel Paese delle Meraviglie.

Obiettivo raggiunto

Nelle sedute di trattamento chiedo sempre la presenza di almeno uno dei genitori.

"Perché permette di mostrare il tipo di attività che proponi in seduta?"

Anche.

"Allora perché poi sanno che esercizi fare a casa?" Io non do esercizi da fare a casa.

"Ah. Allora perché?"

Per mostrare cos'altro è possibile. "Non ho capito".

Appunto.

L. entra in stanza sorridente. Come sempre, chiedo se possiamo far entrare la mamma con noi in seduta. Io preferisco avere i genitori in stanza per tutta la durata della seduta, ma è il paziente che sceglie. Anche se piccolino. Io chiedo e mi fido del loro sapere. Di solito L. sceglie di lavorare da solo con me e far entrare la mamma gli ultimi 10 minuti. Questa volta prende la mamma e l'accompagna a sedersi sulla sedia a fianco a lui dicendo "Dai, questa volta resta".

Le sta concedendo il nostro spazio.

Mi fido del suo sapere, è subito chiaro che non sarà una seduta come le altre (c'è mai stata, una seduta come le altre??).

Chiedo come sta andando con gli strumenti per gestire il tempo. L. sorride entusiasta, la mamma abbozza un sì, insomma, così.

Le chiedo allora di farmi esempi di episodi in cui non ha funzionato. Non ne trova uno, e in realtà racconta eventi che hanno a che fare con lo studio, la scuola, i compiti, tutto molto confuso.

Mentre scorre questa piena di "insuccessi" conditi da arrabbiature e sgridate, osservo L.

Ha smesso di sorridere.

Fermo la piena. In modo un po' deciso, lo ammetto. Quando vedo i sorrisi spegnersi, fatico a trattenermi. Riporto la mamma, in preda alla confusione, agli obiettivi sui quali avevamo lavorato: prendere il pulmino in orario, organizzarsi nei preparativi per uscire. E rifaccio la domanda.

L. ha raggiunto questi obiettivi?

Sì. Da solo riesce a fare entrambe le cose.

Invito la mamma a riconoscere il successo di L. a voce alta.

Senza farsi prendere dalla confusione creata da tutti gli altri obiettivi che aspettano di essere raggiunti.

"Cosa è rilevante qui?" Un pezzo per volta.

La mamma capisce al volo, e inizia a elencare tutti i successi di L.

Che torna a sorridere.

E poi mostriamo alla mamma come pulire le limitazioni dalla lavagna.

Ma questa è un'altra storia.

Ripulire la confusione

L. e la sua mamma sono seduti di fronte a me.

Il momento iniziale di confusione è stato superato grazie a una domanda ("Cosa è rilevante qui?") e ora possiamo procedere.

L. è tornato a sorridere e la mamma è più sintonizzata con noi e i nostri obiettivi. Effettivamente, la comunicazione che si instaura tra me e il mio amico è velocissima, e per niente verbale. La mamma è sempre entrata alla fine della seduta e solo oggi L. ha scelto che restasse fin dall'inizio. Ci guarda un po' stranita ma pronta ad ascoltare. Propongo un'attività con le carte che serve per attivare l'attenzione. Prevede la lettura di numeri e colori, associando a ciascun colore un movimento. Attività con doppi compiti, da manuale.

L. finora ha gestito 3 doppi compiti. Oggi aggiungeremo il quarto.

"Bene, L. È lo stesso esercizio delle volte scorse, ma aggiungiamo un compito al colore verde. Quindi ripetiamo i compiti" e mostro i movimenti associati ai colori.

"Rosso" e batto sul tavolo la mano sinistra.

"Blu" e batto sul tavolo la mano destra.

"Giallo" e batto le mani.

"Verde" e schiocco le dita.

L. mi guarda e sorride. L'attivazione è uno dei momenti che ama di più del potenziamento perché è molto veloce, ha facilità, e supera con successo tutte le difficoltà inserite.

"Dai, ripeti tu i movimenti che dico".

"Rosso" L. batte sul tavolo la mano sinistra.

"Blu" L. batte sul tavolo la mano destra.

"Giallo"... indeciso... schiocca le dita e poi corregge battendo le mani.

"Verde"... batte le mani e poi schiocca le dita. Mi guarda.

È la prima volta che ha difficoltà con l'attivazione. E non capisce perché.

Confusione. Ancora confusione.

Ripetiamo la sequenza di movimenti e ancora giallo e verde sono in una nebulosa.

Ripeto random i colori... A caso, non in sequenza: giallo e verde sempre in una nebulosa.

Confusione.

Allora faccio una domanda, solo per me. Quindi nella mia testa, perché non tutto si può dire a voce. Non tutti sono disposti ad ascoltare.

"Verità, cos'è questa confusione?" Arrivano due informazioni. Una è per me, non la scriverò qui. Vi basti sapere che nel baule ci sono strumenti di Access Consciousness® che possono far disperdere la nebbia che copre le informazioni.

Una è per L. e la sua mamma.

"L. ti ricordi quando abbiamo parlato della lavagna su cui vengono scritte delle emozioni, informazioni, eventi che poi ti limitano? E del fatto che noi abbiamo la gomma per cancellare?"

L. fa un sì deciso con il capo.

"Bene. Guarda la lavagna. Ora, tutto ciò che c'è scritto e che crea confusione e ti impedisce di avere facilità con questo, puoi cancellarlo?"

"Sì" dice L., ma è chiaramente poco convinto.

"Allora cancella" dico e gli porgo la gomma.

L. cancella e rifaccio la domanda.

"Sì" dice L., ma l'occhio si socchiude e le labbra si increspano in una leggera smorfia.

"Cancella ancora" dico io e continuo a pensare alla frase di pulizia di Access Consciousness®.

Rifaccio la domanda. Il sì è ora un sì.

L. cancella ridendo.

La mamma ci guarda sempre più stranita.

Prendo le carte, faccio partire il cronometro, L. va veloce, deciso e non sbaglia.

Nessuna confusione.

"Vedi mamma? Quel trucchetto serve per avere facilità con tutto. Anche per preparare le salse".

La mamma sorride. E io davvero non so perché con questa mamma faccio sempre esempi culinari... Lo scoprirò nelle prossime storie, credo!

Sbirciando oltre ciò che succede in una seduta

di logopedia

Genitori Consapevoli

Nel mio lavoro ci sono momenti che riempiono gli occhi di lacrime e il cuore di commozione, seguiti a ruota da un senso di gratitudine sconfinato.

Sono momenti ben precisi: gli occhi dei bambini che si illuminano quando scoprono di saper leggere, il sorriso di quando scoprono il codice per comunicare, la soddisfazione che mostrano quando vanno oltre le attese. E poi ci sono i genitori.

Quando arrivano in studio sono spaventati, preoccupati, distrutti, arrabbiati e tanto altro e tutto insieme. Hanno fogli con visite, valutazioni, diagnosi, codici diagnostici.

E sulle labbra parole come trattamento, rieducazione, riabilitazione.

Alcuni sono disarmati, si sentono impotenti: "Il mio bambino si è rotto, può aggiustarmelo?"

Altri sono armati e pronti per la guerra, hanno letto tutto e sanno cosa bisogna fare: quel metodo e solo quello.

La magia di vedere questi genitori percorrere la strada a

fianco del loro bambino, riconoscendone il valore e il sapere, andando oltre l'etichetta diagnostica e potenziando il bambino a esprimere chi è, ogni volta mi riempie il cuore di gratitudine.

Grata per queste mamme e papà che scelgono di essere protagonisti nel percorso, insieme al loro bambino.

E grata per i bambini, che scelgono di mostrare al mondo che cos'altro è possibile.

Questa è la storia di una mamma, di una diagnosi mai ricevuta e del momento del pasto del suo bambino.

Seguo R. da quasi 6 mesi, ha una diagnosi di autismo e un'arma segreta: due occhioni con ciglia lunghissime che sa come utilizzare per ottenere tutto ciò che vuole.

I genitori sono stati fin da subito parte attiva del percorso, inizialmente un po' stupiti dalla mia richiesta di restare in seduta con me e il bambino, ne hanno colto le motivazioni capitalizzando ogni minuto del tempo passato insieme.

La mamma di R. mi chiede un colloquio. Faccio spesso incontri con i genitori: ci aiutano a condividere strumenti, a scegliere obiettivi, a raccontare timori e aspettative.

Questa volta però è diverso.

La mamma di R. mi parla del suo percorso all'interno del percorso di suo figlio. Un percorso di consapevolezza di chi è, perché grazie a R. ha compreso per quale motivo si è sentita da sempre strana e non adeguata. E ha compreso perché, quando nelle prime sedute mostravo il diverso funzionamento di R., per lei non fosse per niente diverso, quel funzionamento.

Adesso può dare un nome a tutto questo ed è molto più serena.

E tuttavia, come in tutte le storie, c'è un MA. Il MA è rappresentato dal momento del pasto.

Per R. è un tormento, non vuole mangiare se non i cibi che vuole lui, e usa tutte le strategie a disposizione, arma segreta compresa, per riuscire a evitare ciò che non vuole.

Io so però che l'alimentazione di R. non è così selettiva da creare un problema nell'apporto calorico, anche le consistenze del cibo sono varie e non c'è un'alterazione sensopercettiva.

Quindi il problema è qualcos'altro e inizio a fare domande.

E così scopro che in realtà il problema del pasto deriva dal giudizio.

Il giudizio degli altri su come R. dovrebbe mangiare e quindi, a specchio, il giudizio di valore della mamma di R. Le informazioni su cosa deve mangiare un bambino,

come deve mangiare, quanto deve mangiare, quando deve mangiare, sono tantissime, martellanti, discordanti.

Ognuno ha il proprio punto di vista, determinato da ciò che ha vissuto, ciò che gli è stato insegnato, ciò che ha studiato.

Ora pensate a un'antenna che riceve tutte queste informazioni contemporaneamente.

E che magari ha in famiglia una o più persone normanti sull'argomento cibo.

Quello che ne deriva è un costante senso di inadeguatezza.

La mamma di R. si sentiva costantemente sbagliata perché R. non mangiava secondo il modo in cui altri hanno stabilito che i bambini debbano mangiare.

Si giudicava ogni volta che R. doveva mangiare.

E poiché a quasi nessuno piace passare il tempo a giudicarsi, possiamo dedurre che il momento del pasto di R. non doveva essere proprio piacevole.

Ma per fortuna la mamma di R. ha un super-potere, anche se ancora non lo sa.

Può accedere in qualsiasi momento al mondo che grazie a R. ha riscoperto.

Può accedere a sé.

E così le ho chiesto di raccontarmi cosa succedeva a lei da bambina quando era il momento del pasto, e che cosa avrebbe cambiato di quel momento se fosse stata l'adulto in ascolto della bambina. Si illumina: ha trovato la chiave.

E io il mio momento di commozione. E gratitudine. Ora può riconoscere quanto in realtà R. sia consapevole di cosa funziona per il suo corpo e cosa no e che sa quale tipologia di cibo e quantità sono richieste.

Perché lei funziona esattamente nello stesso modo. Da quel giorno il pasto di R. non è più stato un problema, anche perché per R. non lo era mai stato.

Nonni Consapevoli

Sto lavorando con un fantastico bimbetto di 3 anni, autistico, ma non lo abbiamo ancora detto alla famiglia, molto comunicativo e poco verbale.

"In che senso molto comunicativo? Se è autistico, allora non comunica".

No, non è affatto così. Disturbo dello Spettro dell'Autismo contiene la parola Spettro proprio perché, come per lo spettro della luce, ci sono tantissime sfumature.

A un estremo si vedono adulti autistici che passano assolutamente inosservati, con una vita lavorativa e di affetti appagante... e qualche bizzarria ogni tanto (può essere un rito, un uso del linguaggio un po' particolare, un interesse enciclopedico per un argomento specifico, ecc.).

All'estremo opposto abbiamo persone autistiche non verbali completamente chiuse nella bolla autistica, con tutto quello che i film ci hanno mostrato essere l'autismo.

E in mezzo, un mondo di sfumature.

"Ah beh, allora siamo tutti un po' autistici".

Niente affatto. Un funzionamento atipico è un funzionamento.

È un modo con cui si vede e interpreta quello che ci circonda (relazioni, eventi, possibilità) e poi si agisce.

Funzionamento tipico e atipico (che si chiama così solo perché in questa realtà la maggioranza vince, e la maggioranza osserva il mondo in modo lineare-tipico) sono due diversi libretti di istruzioni su come funziona il mondo.

Quindi no, non siamo tutti un po' autistici. Ma molti adulti autistici non sanno di esserlo, proprio perché sono sulla linea di confine tra tipico e atipico.

Quindi sì, il bimbetto che ho in stanza è un buon comunicatore, atipico nella sua modalità, per sguardo, per mimica, per competenza linguistica. Ma è un buon comunicatore perché comunque trova la strategia per far capire all'altro cosa necessita.

Ma torniamo in stanza, durante la seduta.

Insieme a me ci sono i nonni.

Che risorsa incredibile sono i nonni! Molte famiglie in cui i genitori sono lavoratori si avvalgono dell'aiuto dei nonni. Non sempre, quando si ha a che fare con l'autismo, o in generale con una disabilità, diventano aiuti. Non sempre colgono la differenza tra capriccio e crisi. Non sempre vedono cosa scatena i comportamenti problematici e ne fanno prezioso tesoro per prevenire altre crisi.

Ecco perché chiedo che anche i nonni partecipino al percorso entrando in seduta di logopedia.

I nonni di questo bimbo in realtà sono dei super-nonni. Sanno capire immediatamente la situazione, utilizzano strategie e modalità comunicative che facilitano il bambino anche nelle situazioni potenzialmente a rischio, chiedono molte informazioni e sono sempre disposti ad ascoltare e trasferire quanto ricevuto nella loro quotidianità.

E il perché, se serve un perché, lo scopro così.

"Sa dottoressa" dice la nonna "quando la vediamo lavorare, noi capiamo tante cose di nostra figlia (la mamma del bimbo). Quello che diceva prima, dell'essere o meno lineare, mi ha aperto un mondo. Ora capisco. Lei faceva sempre tutto a modo suo, la sua maestra di matematica mi diceva che era molto intuitiva perché risolveva correttamente i problemi ma con un suo procedimento".

Io ascolto e mentalmente ringrazio tutte le insegnanti che ha incontrato questa ragazza, ora affermata professionista, lungo il suo cammino. Perché non hanno cercato di inscatolarla.

"Anche nel vestire aveva un suo modo e noi l'abbiamo sempre assecondata".
E io mentalmente ripenso a quelle odiosissime etichette, che appena sono stata abbastanza grande da usare le forbici tagliavo inesorabilmente, a quegli odiosi maglioni di lana pizzicante e, peggio ancora, al dolcevita con il collo da cui non potevo fuggire e ai collant di cotone spesso che pungevano le gambe.

"Ora riusciamo a vedere tante cose. Fa bene anche a noi partecipare alle sedute".

E il nonno dice una cosa importante, quasi a scusarsi "Perché dottoressa, sa, noi di queste cose non sapevamo nulla. A noi nessuno ci ha spiegato tutto questo".

Non stanno riconoscendo il fantastico dono che sono stati per questa ragazza.

Sicuramente ci saranno stati alti e bassi nella loro vita da genitori. E probabilmente ora la loro attenzione sta andando alle criticità che ci saranno sicuramente state e che avrebbero risolto diversamente con queste nuove informazioni. E allora provo a mettere un po' di pace.

Prendo una tavoletta degli incastri con gli animali. "Vedete nonni... ci sono molte persone fatte così, sono la maggioranza" e prendo la forma del pesce, "e altre fatte così, sono la minoranza" e prendo un delfino.

"La maggioranza funziona in un modo lineare e sta comoda comoda in questo spazio" e inserisco il pesce al suo posto.

"In molti cercano di prendere il delfino e trasformarlo in un pesce... ma vedete? Non ci sta" spingo il delfino cercando di incastrarlo al posto del pesce.

"Per riuscire a entrare in quello spazio, il delfino dovrebbe rinunciare alla sua coda e al suo muso... Non sarebbe più un delfino. Ma non sarebbe nemmeno un pesce.

Voi non avete chiesto a vostra figlia di rinunciare a essere delfino.

Avete fatto tutto quello che potevate perché rimanesse il magnifico delfino che è.

Semplicemente ascoltando e accogliendo chi realmente è.

Affinché diventasse ciò che è ora.

Una donna affermata nel lavoro e negli affetti. Quindi fatevi i complimenti.

Avete fatto un ottimo lavoro".

Interruzione Algoritmica a sorpresa

Gruppo di Lavoro Operativo per l'Inclusione... il famoso GLO.

È un momento di incontro tra famiglia, scuola e specialisti per definire, verificare e confrontarsi sugli obiettivi didattici ed educativi degli allievi con certificazione di disabilità.

A volte, assomiglia molto a un sequestro di persona. Altre a un corso di aggiornamento avanzato.

Altre ancora a un atto letto dal notaio.

Ma è la prima volta che assomiglia a un'interruzione algoritmica.

Mi spiego meglio.

Ho passato 5 ore in una scuola per una serie di GLO. Hanno tutti la stessa struttura formale, gli stessi documenti da firmare e, le stesse procedure...

Un algoritmo, praticamente. Da definizione l'algoritmo è una successione di istruzioni o passi che definiscono le operazioni da eseguire.

Sono rimasta seduta su quella sedia per 5 ore, mentre si avvicendavano genitori, insegnanti, specialisti. Ne vale sempre la pena, e questa volta ancora di più.

Questo GLO è un po' particolare, molti professori, un'educatrice, un coordinatore dei sostegni, una terapista, una specialista esperta che segue online e io. Prosegue tutto secondo algoritmo, l'esperta fa la sua esposizione, il team si confronta e propone, il coordinatore dà il suo benestare con convinti cenni del capo...

E il papà fa l'interruzione algoritmica.

Mi guarda e dice "Lo sai che funziona quella cosa che gli hai insegnato per gli odori? Si dice da solo 'Abbassa il volume, POC POD' e gli passa il fastidio".

Cala il silenzio, sento i loro sguardi su di me, e lo scricchiolio della procedura ben oliata.

Io guardo il papà e sorrido.

Adoro i GLO che diventano interruzione algoritmica: per la prima volta è stato messo a verbale un POC POD!

Disabilità?

Sono sull'autobus che mi porterà nel mio studio. Scelgo l'autobus, il percorso più lungo, perché costeggia il mare. È la mia mezz'ora di spazio.

Pensieri, idee, frasi di pulizia... lascio che tutto venga su, pulisco dove c'è da pulire, riordino se c'è da rassettare, che spesso diventa resettare, colgo spunti e nuovi progetti.

Oggi in questo spazio entra una conversazione con Sul Wynne-Jones (e ti prego... se non lo conosci, cercalo e ascolta i suoi live).

Il titolo era "Cosa cavolo è un X-men e come puoi sapere se lo sei?"

E il titolo mi proietta indietro di 14 anni, nello studio di un terapista che si occupa di coppie genitoriali.

Io e il mio compagno siamo seduti di fronte a lui, persona bizzarra, acuta e lungimirante. Ma lo scoprirò anni dopo.

Siamo qui perché la nostra è una famiglia puzzle. Io ho una figlia dal mio ex marito, lui ha una figlia dalla sua precedente compagna e insieme formiamo una famiglia puzzle i cui pezzi faticano a incastrarsi.

Siamo qui soprattutto perché facciamo fatica a far incastrare i pezzi di puzzle chiamati "figlie". Anche perché in mezzo c'è una disabilità.

E lui fa una domanda scomoda, almeno per me. "Come potete parlare con E. della disabilità di V.?"

Ricordo perfettamente che io non avevo nessuna parola pronta. Lui era stupito di questo. Ma come? logopedista, lavori con i bambini con disabilità, parli di disabilità tutto il giorno... E non trovi le parole?

"Io la disabilità non la spiego. La curo. Faccio in modo che non ci sia più".

Questo ho detto.

Anni luce prima di Access Consciousness®.

Anni luce prima di prendere consapevolezza che avevo paura della disabilità perché in questa realtà rende diversi.

Anni luce prima di ammettere che volevo aggiustare perché un po' rotta mi sentivo anche io.

Anni luce prima di scoprire che funzionare in modo diverso

non è trovarsi da solo. È mostrare cos'altro è possibile. E oggi sono qui, su un autobus vista mare, diretta al mio studio, consapevole che anche oggi i miei super-poteri potrebbero portare un sorriso in più sul viso di un bimbo o di un genitore.

Cambiami

Il mio voler andar oltre l'etichetta diagnostica mi porta anche a ritrovarmi a una cena con amici e sentirmi completamente impotente.

Perché quando sei con delle persone puoi scegliere di riconoscere chi hai davanti. E quando davanti hai una persona che per tutta la sua vita ha cercato di non essere chi è, e sai di non poter scegliere al suo posto, emerge uno stato di impotenza.

E qui, ammetto che ci ho pensato. Non solo pensato, l'ho proprio fatto. Non ho aspettato alcuna domanda e ho spinto perché andasse oltre l'etichetta.

Non in quella cena. Ma in alcuni incontri successivi: un aperitivo, un caffè, una cena... In cui abbiamo parlato di come funzionano le persone, di come alcuni funzionano in modo diverso e che non c'è niente di sbagliato in questo, del significato di alcuni atteggiamenti, pulsioni, necessità (controllare più volte di aver chiuso la finestra prima di uscire, ad esempio).

Mai nulla di personale, solo discorsi inerenti al mio lavoro.

Con qualche divertita allusione da parte sua al suo, di funzionamento.

Per poi invece arrivare a una richiesta più esplicita di aiuto, perché per combattere contro se stessa, questa persona si è persa la creazione della sua vita. Non ha un lavoro stabile, non ha relazioni nutrienti, addirittura alcune abusive, con persone che si presentano come la fonte della guarigione, e di fatto depotenziano, non ha divertimento ma ha una valanga di autogiudizio. Solo che la sua richiesta di aiuto è stata "Cambiami". E la direzione in cui andavo io invece era "Come sarebbe se abbracciassi completamente l'essere te e ti mostrassi per il grandioso Essere che sei realmente?"

Nell'ultimo incontro, alla sua domanda "Ma quindi smetterò mai di essere così?" il senso di impotenza è stato fortissimo. Percepivo il dolore del non accettarsi, di tutto quel giudizio, e niente... Non ho risposto. Abbiamo finito il drink e non ho più rivisto né sentito questa persona.

Se questa persona fosse entrata nella mia stanza quand'era più piccola, le avrei raccontato questa storia.

Storia di un gatto che ha
deciso di essere cane

C'era una volta una famiglia di umani. Genitori, bambini e un cane.

Un giorno, la famiglia di umani decide di adottare un gatto. Va al gattile vicino, e dopo aver giocato con tutti i gatti, ne sceglie uno. Il gatto entra quindi nella sua nuova famiglia ed è davvero felice di farne parte. Non sa bene come funzionano tutti gli elementi e decide per un po' di osservarli. Il gatto, fa il gatto. È talmente contento della sua nuova famiglia che decide che farà di tutto per renderla felice. Si accorge di quanto i bimbi si divertono con il cane e così decide che farà tutto come il cane. Ogni volta che istintivamente si comporta da gatto, si sente orribile e cattivo, e ha paura che la sua famiglia non lo voglia più.

Col passare del tempo, il gatto dimentica il piacere del farsi le unghie sul divano, il brivido di arrampicarsi in alto sugli armadi, la dolcezza dell'impastare con le sue zampine le coperte e i maglioni, il dolce suono delle sue fusa.

Gli umani sono molto preoccupati. Erano andati al gattile a prendere un gatto, e avevano scelto proprio lui. Un gatto che si arrampica, si fa le unghie, impasta e fa le fusa. Un gatto che è gatto.

Il gatto è triste perché sentirsi costantemente sbagliato non è divertente. E gli umani sono preoccupati.

Il cane, che di cose bizzarre nella sua vita ne aveva viste, ma un gatto farsi cane mai, sceglie di far due chiacchiere con il gatto.

E lo invita a guardare la bellezza dell'essere gatto, la facilità per il gatto di essere gatto, il divertimento del gatto a essere gatto.

E la felicità degli umani ad avere un gatto in famiglia.

Il gatto, un po' frastornato dalla chiacchierata, perché il cane usava parole strane come POC... POD... POVADS... o roba simile, sceglie di giocare con questo nuovo spazio. "Tanto, peggio di così..." pensa.

E con un POC qua un POD là, e tanti, tanti, tanti POVADS, nel giro di poco torna a riassaporare l'essere gatto. Non solo. Scopre che "Essendo il Gatto Che È" è un grande contributo per tutta la famiglia. Perché gli umani adorano quando lui sta loro in grembo a fare le fusa, ridono quando fa cose buffe tipo rubare di nascosto i lacci per capelli portandoli sotto il divano ed entrano nel panico quando non lo trovano, perché fa parte della famiglia.

Il gatto trova che quest'ultima parte sia un giochino divertente. Ma ama i suoi umani, quindi sceglie di giocarci solo ogni tanto.

Perché di fatto il gatto è sempre un gatto.

Empatia

Qualche giorno fa ho invitato una mia collega e cara amica a dare uno sguardo alle storie di Stra-ordinaria Logopedia. Lei conosce le cose strane che faccio e ogni tanto capita di confrontarci. Mi ha detto che queste storie sono richieste per non cadere nel burnout, che il nostro bellissimo lavoro può essere pesantissimo e al contempo "salvifico" e che prima o poi le piacerebbe trovare un equilibrio sano in cui stare.

E mentre la ascolto, vedo le 48 ore lavorate in un giorno, il telefono acceso anche in vacanza, le relazioni e i progetti riabilitativi scritti al sabato e alla domenica, le riunioni di equipe, la crisi comportamentale del bambino gestita al telefono mentre sto cucinando, la preoccupazione per quell'obiettivo che si tarda a raggiungere (l'autogiudizio è subito lì, ad alitarci sul collo), e alcune situazioni che lasciano senza forze tanto che assorbono.

E penso che ha perfettamente ragione. Il nostro lavoro può essere pesantissimo.

Ma anche per questo, nel baule si trova qualcosa. Ha a che

fare con prendere consapevolezza di chi siamo. Qual è uno dei nostri super-poteri, cara amica mia?

Potremmo definirla empatia, ma usando questa parola il rischio è quello di farsi investire da un treno di emozioni. Perché anche le parole hanno una loro energia, forse legata alla loro etimologia.

Empatia deriva dal greco ἐν, "in", e -πάθεια, dalla radice παθ- del verbo πάσχω, "soffro"... e già così è bella pesantuccia la cosa. Un po' come se, per capire quanto e come soffri, io portassi dentro di me il tuo star male, lo studio, lo faccio mio... moltiplicato per tutti i pazienti in carico, i loro famigliari e insegnanti, è un lavorone.

E forse nemmeno tanto intelligente, dal momento che non posso cambiare ciò che non è mio.

Allora bisognerebbe guardare meglio nel baule, per trovare qualcosa che tolga tutta questa pesantezza e ci permetta di stare in un sano equilibrio.

Ed ecco una domanda un po' strana, ma che mi ricorda di riconoscere che la capacità di contribuire agli altri può essere portata avanti anche senza trasferirmi nel loro spazio, sentendo tutto su di me o usando il mio corpo per guarirli.

"Chi sto essendo? Dove sto essendo?"

E un'altra domanda subito vuole contribuire.

"Quale facilità posso portare qui, essendo semplicemente me?"

Riflessioni

Il pericolo più grande della mia professione, e in generale in tutte le relazioni, è quello di pensarsi o essere pensati come "indispensabili".

Non è un pensiero cercato, consapevole, determinato. O almeno, generalmente non lo è e non lo è per tutti. Ma a un certo punto scatta qualcosa, soprattutto quando vedo i pazienti saltare ostacoli impensabili e le famiglie prendere sempre più fiducia in me e nel nostro percorso.

Ed è lì che il pericolo è in agguato. Perché in un attimo potrei essere vista come "la fonte unica di guarigione". E questo è fortemente depotenziante, per la famiglia e per il mio paziente.

Questo concetto ha tanto a che fare con il giudizio: se sei la fonte unica di guarigione, significa che gli altri non sono abbastanza (...bravi, competenti, attenti... puoi completare con qualsiasi cosa ti venga in mente pensando a una situazione in cui stai essendo la fonte unica di guarigione o stai dando a qualcuno questo ruolo).

Significa che gli altri non possono fare nulla senza di te (e quindi tu sei un Essere Superiore).

E che solo grazie a Te potranno creare la loro vita. Ok... sto cercando da qualche parte un cestino per vomitare!

Lo sentite quel filino di egocentrismo, narcisismo e puzza di depotenziamento?

Quando diventi la fonte unica di guarigione, le persone smettono di farsi domande e semplicemente seguono quello che dici. Senza chiedersi se per loro funziona, se per loro è un contributo, in che modo loro farebbero quella stessa attività.

Ecco perché io non smetto mai di fare domande, più che dare risposte. Perché oltre a una parte tecnica, in cui è indispensabile fornire indicazioni precise, ad esempio su come utilizzare un determinato strumento, c'è sempre anche una parte in cui è richiesto far emergere nell'altro capacità, potenzialità, abilità, magari mai nemmeno considerate o riconosciute prima.

I genitori diventano capaci di gestire in autonomia ostacoli che prima vedevano come insormontabili. E riescono a farlo, non perché io li ho portati al di là dell'ostacolo o perché ho insegnato loro il modo in cui farlo. Ma perché nel percorso hanno scoperto il loro modo, di andare oltre l'ostacolo. Semplicemente, essendo loro.

E i pazienti scoprono le loro capacità e i loro talenti, pronti a mostrare cos'altro è possibile oltre il giudizio e le limitazioni.

Questo è quello che scelgo ogni volta che entro in studio e porto con me Stra-ordinaria Logopedia.

Questo È Stra-ordinaria Logopedia.

Ogni riferimento
ad Access Consciousness®
è puramente voluto

Caro lettore,

nelle storie che hai letto compaiono strumenti un po'
particolari.

Derivano tutti da Access Consciousness®, fondato da Gary
Douglas con la collaborazione del dott. Dain Heer.

Tutto ciò che c'è in Access Consciousness® è creato per
potenziare le persone a riconoscere il proprio sapere.

Un concetto chiave è che nessuno, a parte te, sa cosa
funziona veramente per te. Gli strumenti e le tecniche
potenziano le persone a conoscere sé stesse e il mondo che
li circonda, permettendo di fare scelte consapevoli per la
propria vita.

Per scoprire altro su Access Consciousness®, per trovare un
Facilitatore Certificato, per scoprire cosa sono e come

funzionano i Bars di Access Consciousness® e per tutte le domande che ti stanno frullando in testa, vai al sito www.accessconsciousness.com.

In alcune storie si accenna a una bacchetta magica, a una frase di pulizia, a un certo POC POD... Per scoprire di più sulla Frase di Pulizia di Access Consciousness® vai al sito www.theclearingstatement.com.

Ci sono numerosi libri che parlano degli strumenti di Access Consciousness® applicati in diversi ambiti. Andando sul sito nella sezione shop troverai tantissimi titoli, suddivisi per argomento o autore.

Mi sento però di darti un piccolo suggerimento di lettura.

Puoi iniziare questo viaggio accompagnato dal dott. Dain Heer con Sii te stesso e cambia il mondo.

Buon viaggio,

con gratitudine

Anna

Ringraziamenti

A mia madre e a mio padre, per il dono della Vita e perché fonti inesauribili di insegnamenti preziosi;

A mio fratello Davide, fantastico X-men;

Alla sua mamma Barbara, che è un po' anche la mia;

A mio fratello Bruno per il supporto editoriale a questo progetto e perché c'è, sempre;

A mia sorella Stefania, per la tenacia e resilienza alla vita;

Ad Antonio da cui ho imparato il bello delle soluzioni pragmatiche;

Alle mie figlie, Elisa e Penelope, per la gioia con cui creiamo la nostra vita insieme;

Ad Andrea per il supporto grafico, per il vino, per le telefonate, per la sua amicizia;

Ai miei pazienti, Esseri stupendi che mi riempiono il cuore di Gratitudine per avermi scelto; e ai loro genitori, per essere disposti a vedere cos'altro è possibile;

A Gary Douglas e al dott. Dain Heer per il prezioso dono che Access Consciousness® è per tutto il mondo e per la cura amorevole con cui invitano tutti a scegliere dalla consapevolezza;

Al Prof. Oskar Schindler, mio maestro di logopedia classica, di cui conservo nel cuore tutti gli insegnamenti;

A tutti i Facilitatori di Access Consciousness®, ciascuno per il contributo che è; e a tutti i miei colleghi logopedisti;

A voi che leggete;

A voi che leggete e che state scegliendo qualcosa di diverso;

A me, per aver scelto di mostrarvelo attraverso questo libro

GRAZIE

L'angolo degli strumenti...

Ho voluto raccogliere in questa pagina alcuni strumenti che compaiono nelle storie che avete letto. "Così li spieghi meglio?"

No.

Li ho raccolti qui per proporvi un gioco. Ma prima dobbiamo fare una premessa.

Tutto ciò che per te è vero, ti fa star bene, ti alleggerisce, ti fa respirare: è leggero.

Tutto ciò che per te è falso, ti chiude, ti appesantisce, ti blocca il respiro, ti incupisce: è pesante.

E una pulizia: tutto ciò che hai scritto sulla lavagna e che ti impedisce di giocare con questo gioco del leggero/pesante, puoi pulirlo per favore? Cancella... cancella... cancella...

Ora, per ciascuno degli strumenti qui sotto, guarda cosa è vero per te e prova a usarlo nella tua vita. E se hai voglia, cercami e raccontami come è andata.

- Fare una domanda apre a nuove consapevolezze, dare una risposta crea limitazione

- Non puoi cambiare quello che gli altri stanno scegliendo

- Una lavagna e un cancellino per andare oltre ciò che non so cognitivamente e che mi limita

- Ascoltare il sussurro dei corpi

- Espandersi

- E se il tempo fosse spazio?

- Essere l'interruzione algoritmica

- Abbassare il volume

- Abbassare le barriere

- Espandere la rabbia (puoi farlo con qualsiasi emozione tu abbia incastrato nel tuo corpo)

- Cancellare tutto ciò che crea confusione qui

- POC POD

- Cosa sai tu?

- A chi appartiene?

- Che cosa è rilevante qui?

- Cosa è richiesto qui?

- Quale informazione non sto percependo, che se percepissi

   porterebbe facilità con questo?

- Chi sto essendo? Dove sto essendo?

- Come sarebbe se abbracciassi completamente l'Essere Te e

   ti mostrassi per il grandioso Essere che sei realmente?

- Quale facilità posso portare qui, essendo semplicemente

   me?

- Cos'altro è possibile?

- Bars®

- Bodywork®

... e l'angolo dei libri

Sono molti i libri che contribuiscono al mio sapere e al mio Essere, e non tutti sono specialistici.

Ho voluto condividere con voi qualche titolo e per scegliere con quale iniziare vi suggerisco di abbassare le barriere, fare una domanda e percepire leggero/ pesante.

Pensare in immagini. E altre testimonianze della mia vita di autistica di Temple Grandin e C. Calovi.

Il cervello autistico di Temple Grandin.

La mente autistica di Giacomo Vivanti.

Le percezioni sensoriali nell'autismo e nella sindrome di Asperger. Diverse esperienze sensoriali. Diversi mondi percettivi di Olga Bogdashina.

Il bambino e l'integrazione sensoriale. Le sfide nascoste della sensorialità di A. Jean Ayres.

Lo strano caso del cane ucciso a mezzanotte di Mark Haddon.

Le parole che non riesco a dire di Andrea Antonello e C. Manea.

Baci a tutti di Andrea Antonello.

Mio fratello rincorre i dinosauri. Storia mia e di Giovanni che ha un cromosoma in più di Giacomo Mazziarol.

Dove finiscono le parole: Storia semiseria di una dislessica di Andrea Delogu.

Would You Teach a Fish to Climb a Tree?: A Different Take on Kids with ADD, ADHD, OCD and Autism di Anne Maxwell, Gary M. Douglas, Dain Heer.

Psicologia Pragmatica di Susanna Mittermaier.

Alice nel Paese delle Meraviglie di Lewis Carroll.

Il Piccolo Principe di Antoine de Saint-Exupéry.

www.ingramcontent.com/pod-product-compliance
Lightning Source LLC
Chambersburg PA
CBHW050454290526
45786CB00006B/2295